O IGLU

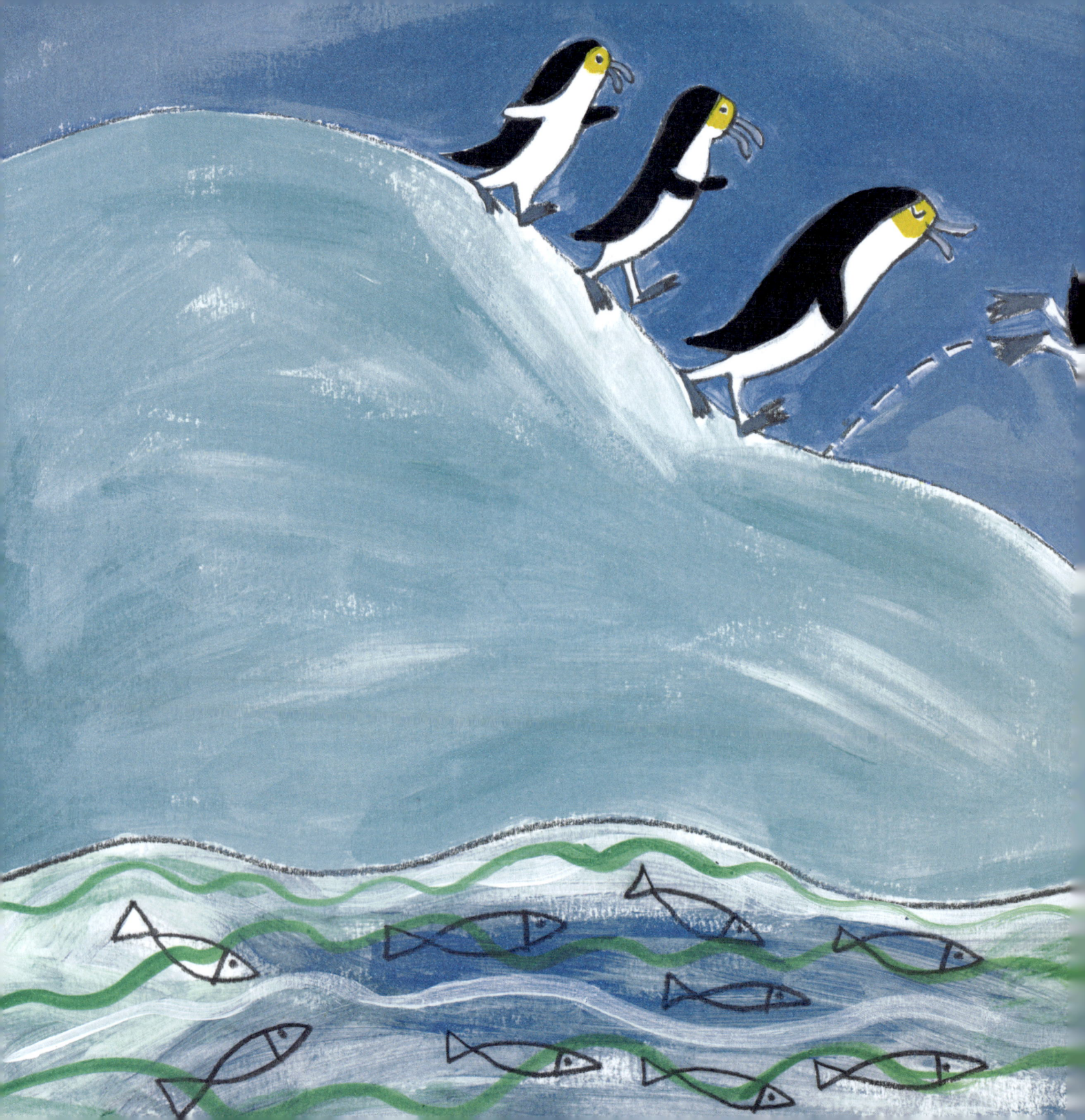

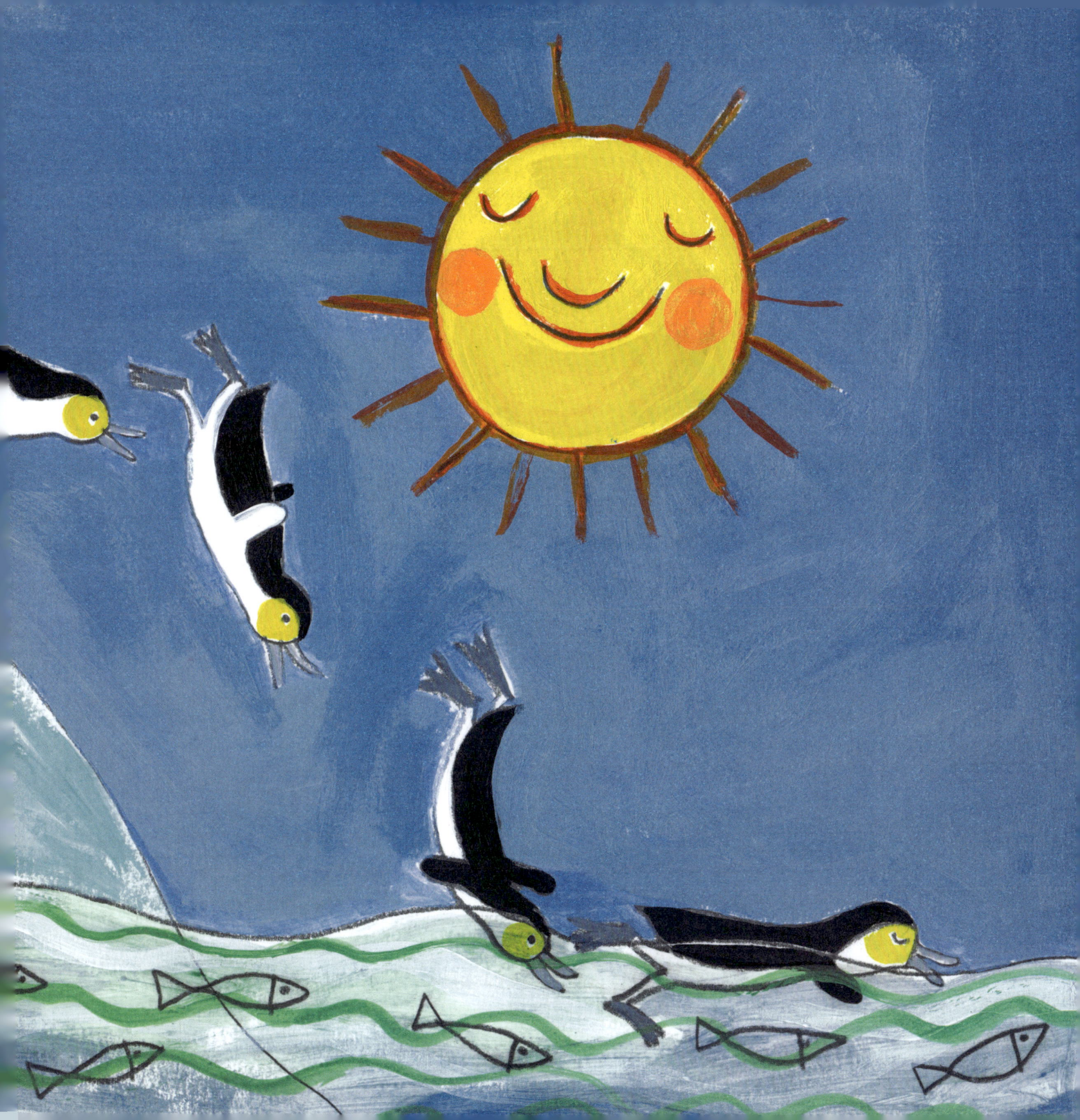

Editor responsável: Lucas de Sena
Assistente editorial: Jaciara Lima
Revisão: Andressa Bezerra Corrêa
Diagramação: Ana Clara Miranda

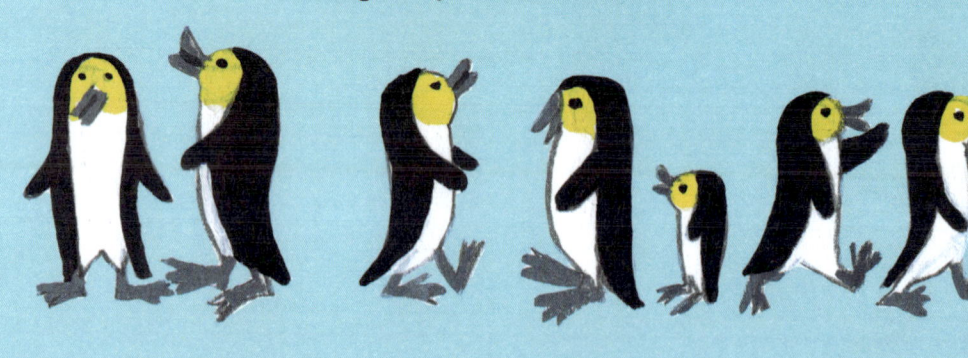

CIP-BRASIL. CATALOGAÇÃO NA PUBLICAÇÃO
SINDICATO NACIONAL DOS EDITORES DE LIVROS, RJ

S58i

Silva, Flávia Lins e, 1971-
    O iglu / Flávia Lins e Silva ; [ilustração Mariana Massarani]. - 1. ed. - Rio de Janeiro : Globinho, 2023.
    : il. ; 23 cm.

    ISBN 978-65-88150-90-0

    1. Ficção. 2. Literatura infantojuvenil brasileira. I. Massarani, Mariana. II. Título.

23-82148   CDD: 808.899282
                            CDU: 82-93(81)

Meri Gleice Rodrigues de Souza - Bibliotecária - CRB-7/6439

1ª edição | 2023
Editora Globo s.a.
Rua Marquês de Pombal, 25 — 20230-240 — Rio de Janeiro — RJ
www.globolivros.com.br

FLÁVIA LINS E SILVA

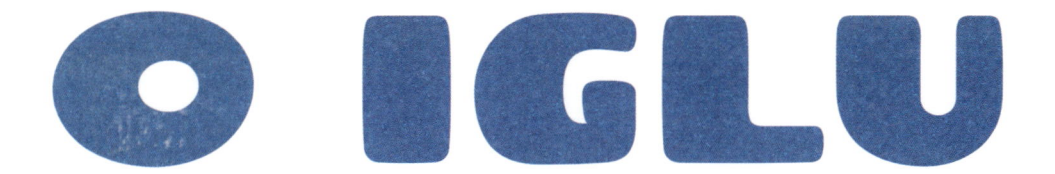

O IGLU

DESENHOS DE MARIANA MASSARANI

GLOBINHO

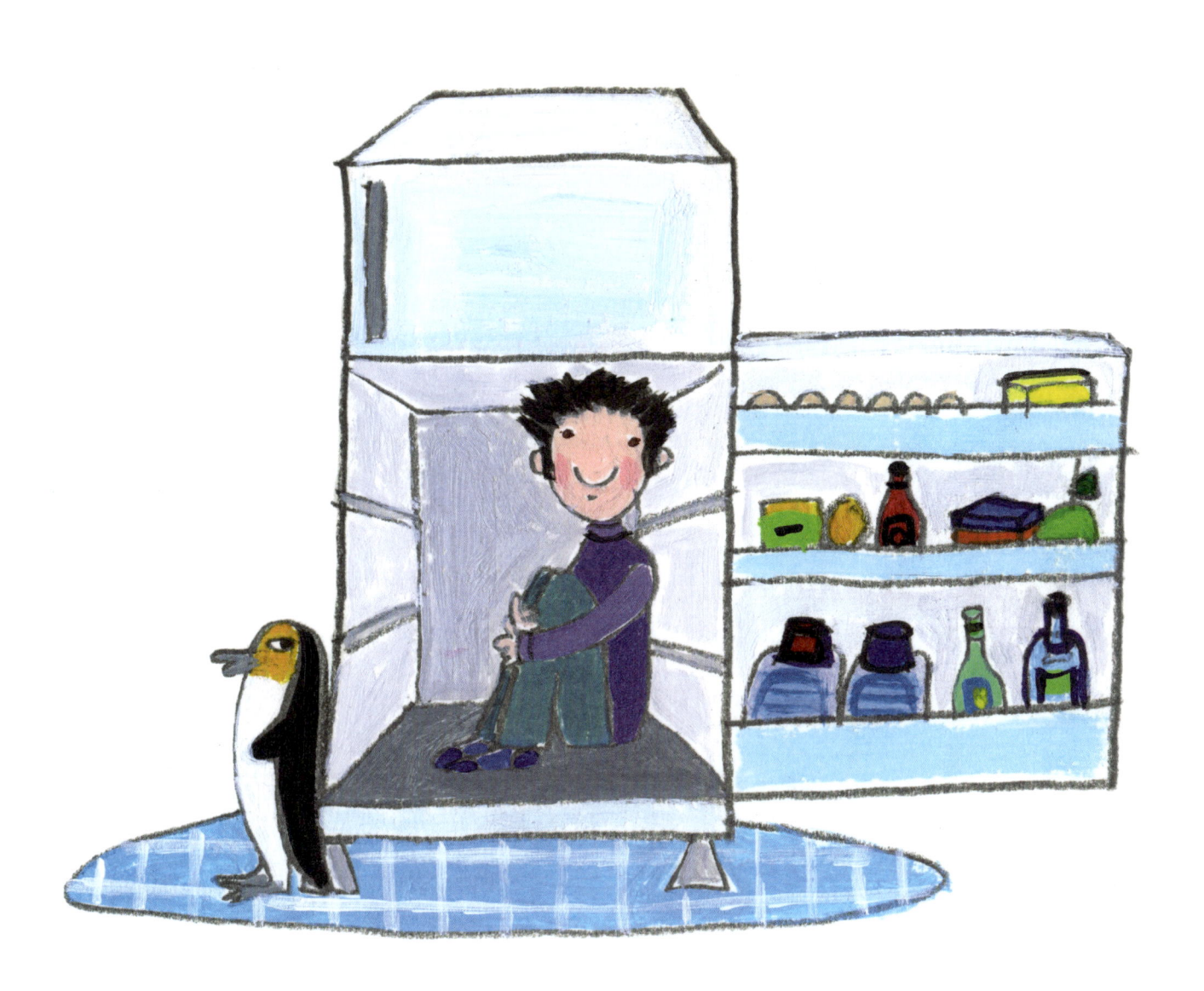

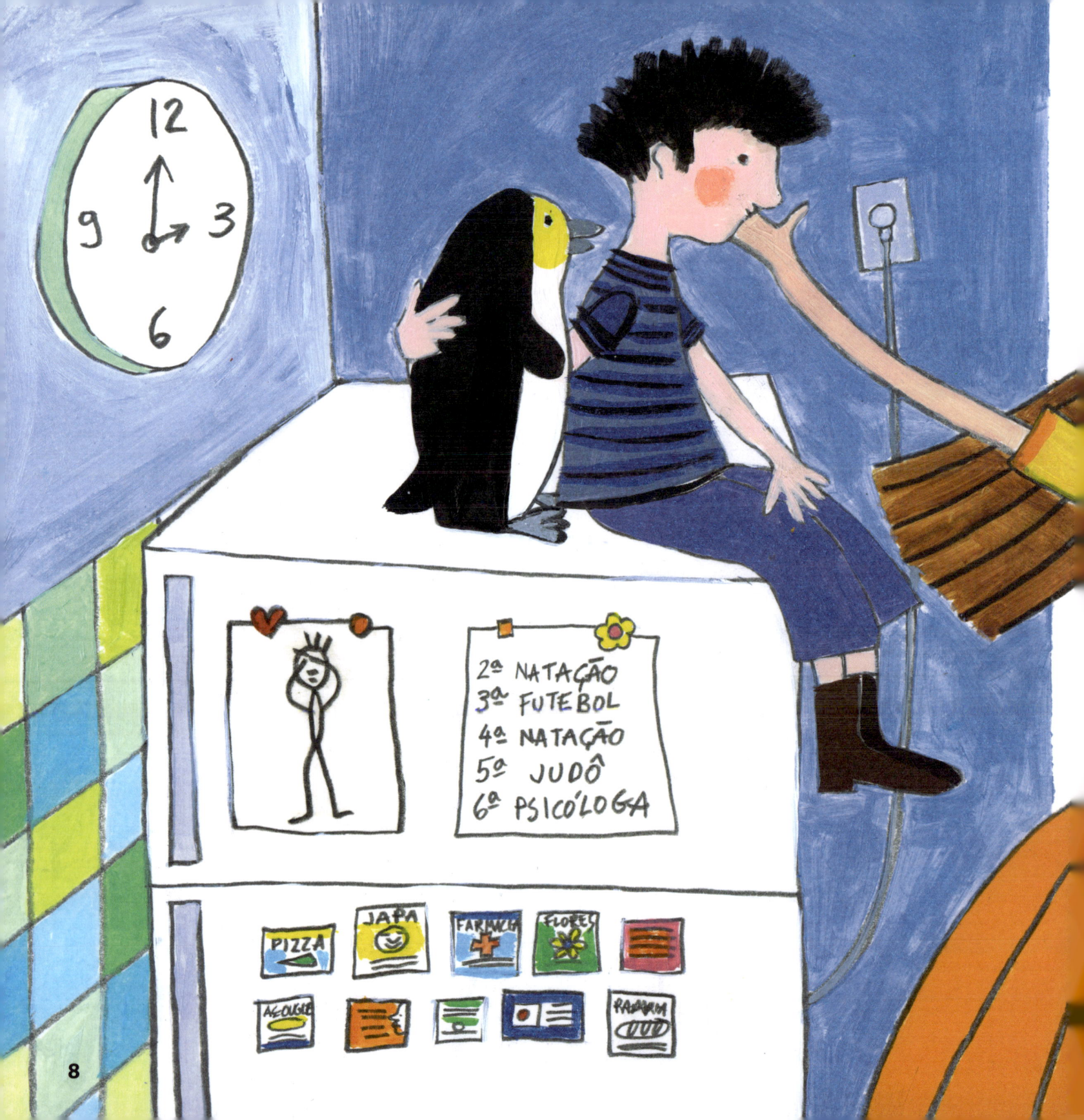

2ª NATAÇÃO
3ª FUTEBOL
4ª NATAÇÃO
5ª JUDÔ
6ª PSICÓLOGA

A primeira vez que minha mãe falou a palavra *psi... pis... piscóloga*, eu confesso que não entendi. Não sei o que deu nela, mas, de um dia para outro, cismou que eu precisava conversar com aquela desconhecida.

Logo eu, que não tinha assunto nenhum para falar com ela ou com qualquer outra pessoa.

Ainda assim, fiquei tentando imaginar como seria a tal da *piscóloga*... Essa mulher devia piscar sem parar!

— Não quero ir! Conversar com *piscóloga* pra quê? — reclamei.

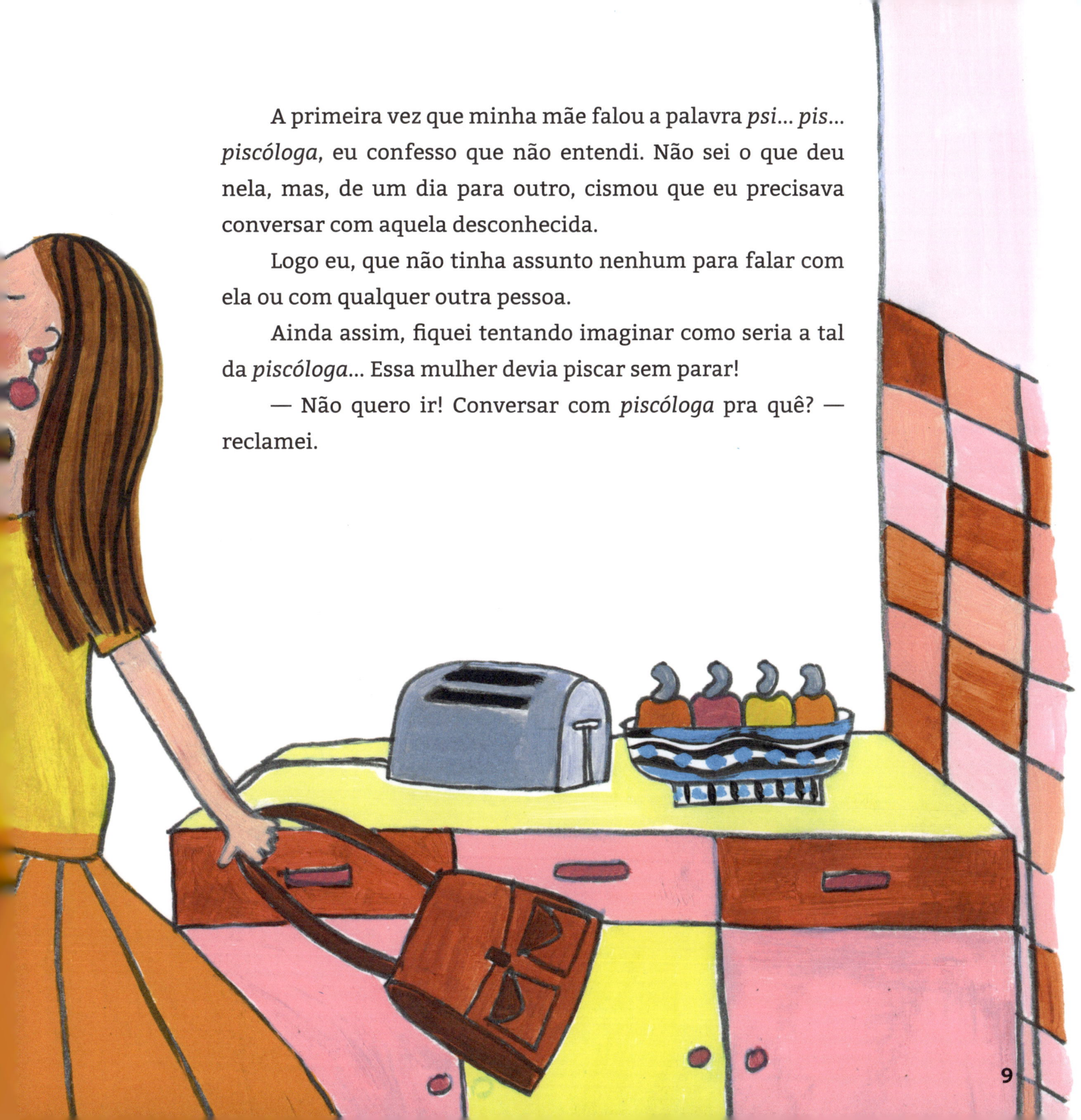

Será que eu piscava muito? Será que piscar era algum problema sério?

Quando cheguei lá, reparei bem nos olhos da Adriana — este era o nome da tal *piscóloga* — e notei que ela não piscava demais, só um pouquinho, como quase todo mundo.

Conversamos um pouco, nem me lembro sobre o quê. Depois, ela me deu papel e canetas coloridas e comecei a desenhar tudo que me deu vontade. Quando terminei, ela me perguntou o que eu tinha feito.

— Ora, é um iglu! Nunca viu um?

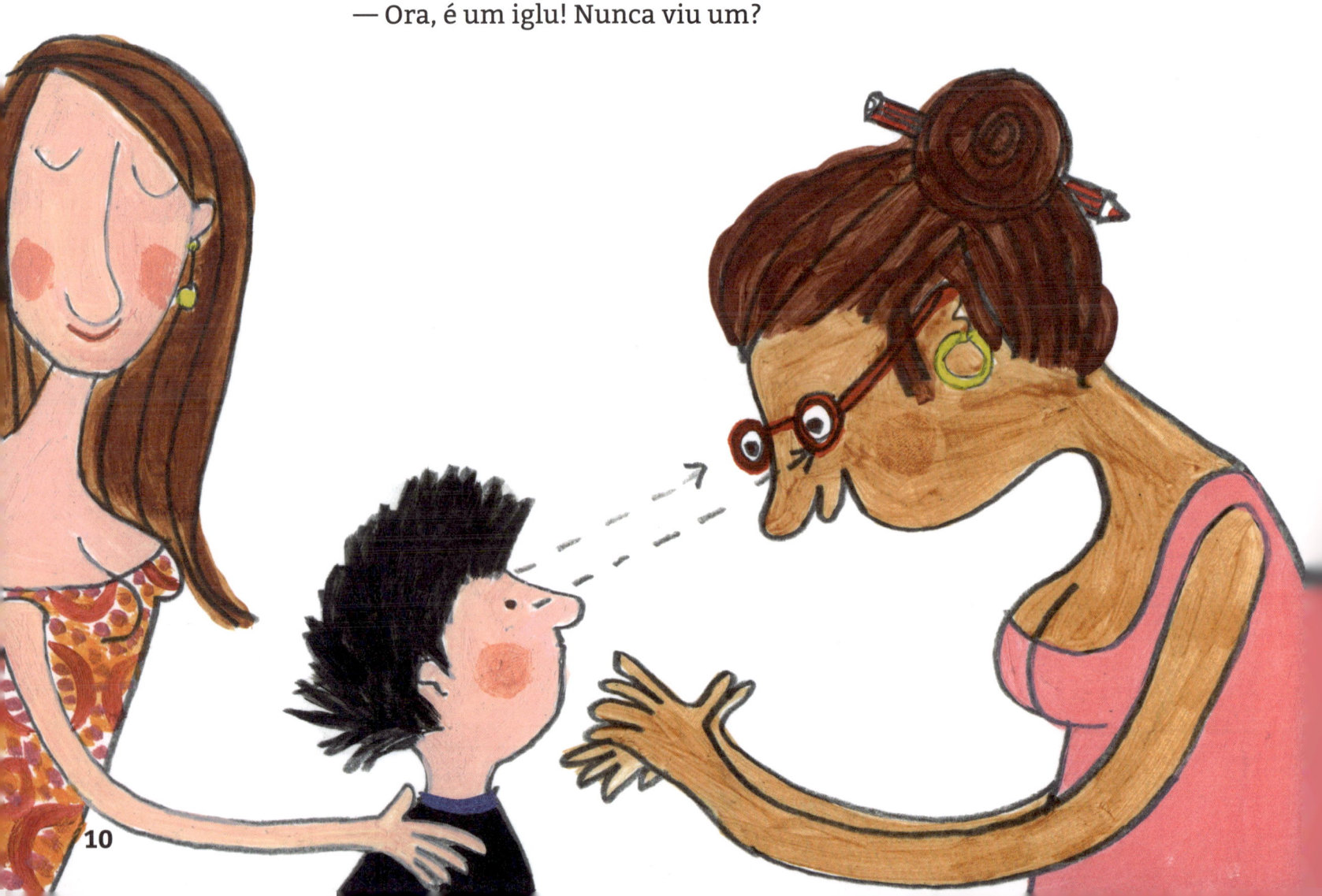

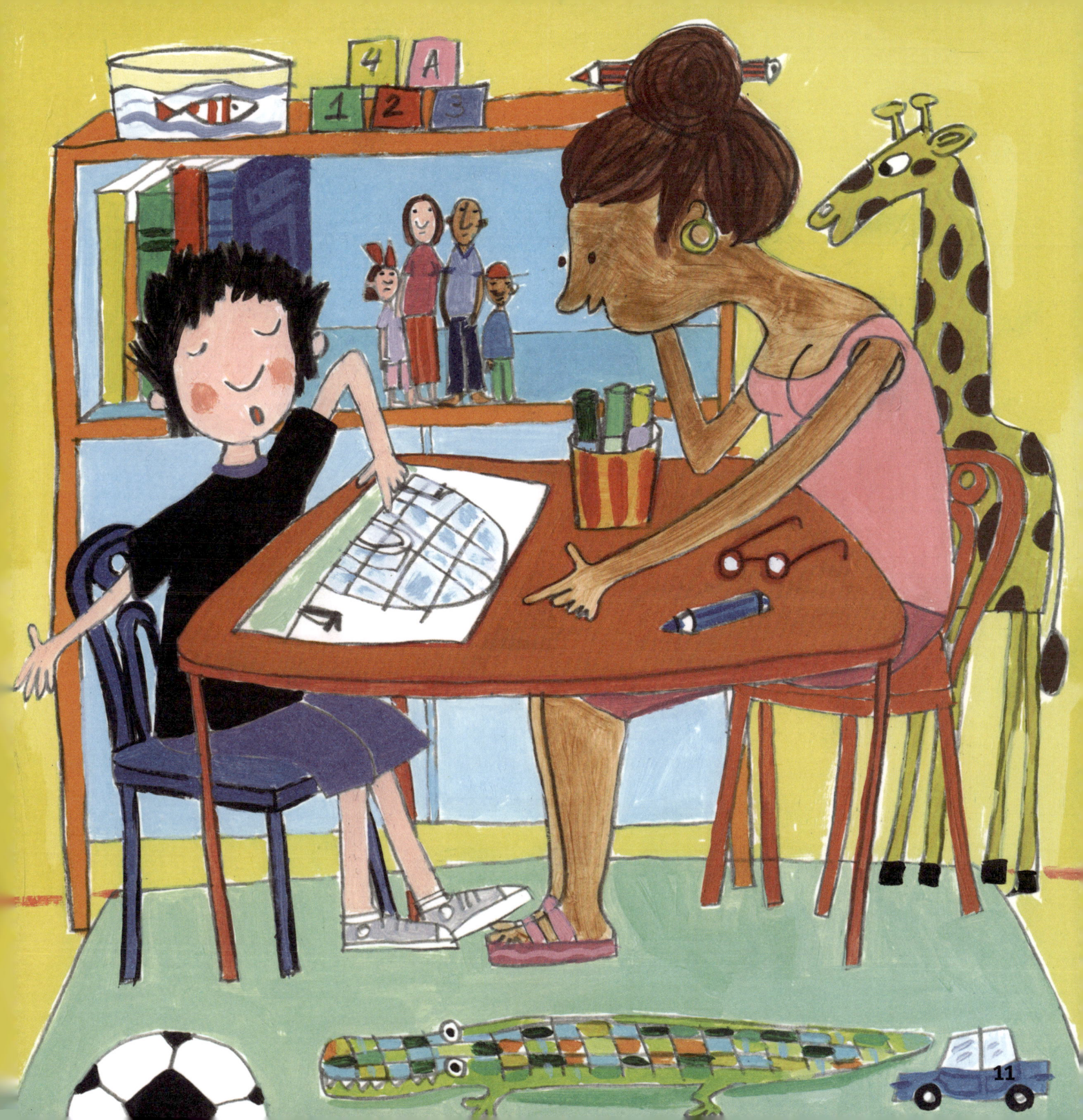

11

Será que ela não sabia que iglu é uma casa feita de gelo?

— Você gostaria de morar nesse iglu? — ela perguntou.

— Sabia que lá no polo Sul existem pinguins e leões-marinhos? — comentei, contando a ela um pouco mais sobre a vida nos lugares gelados.

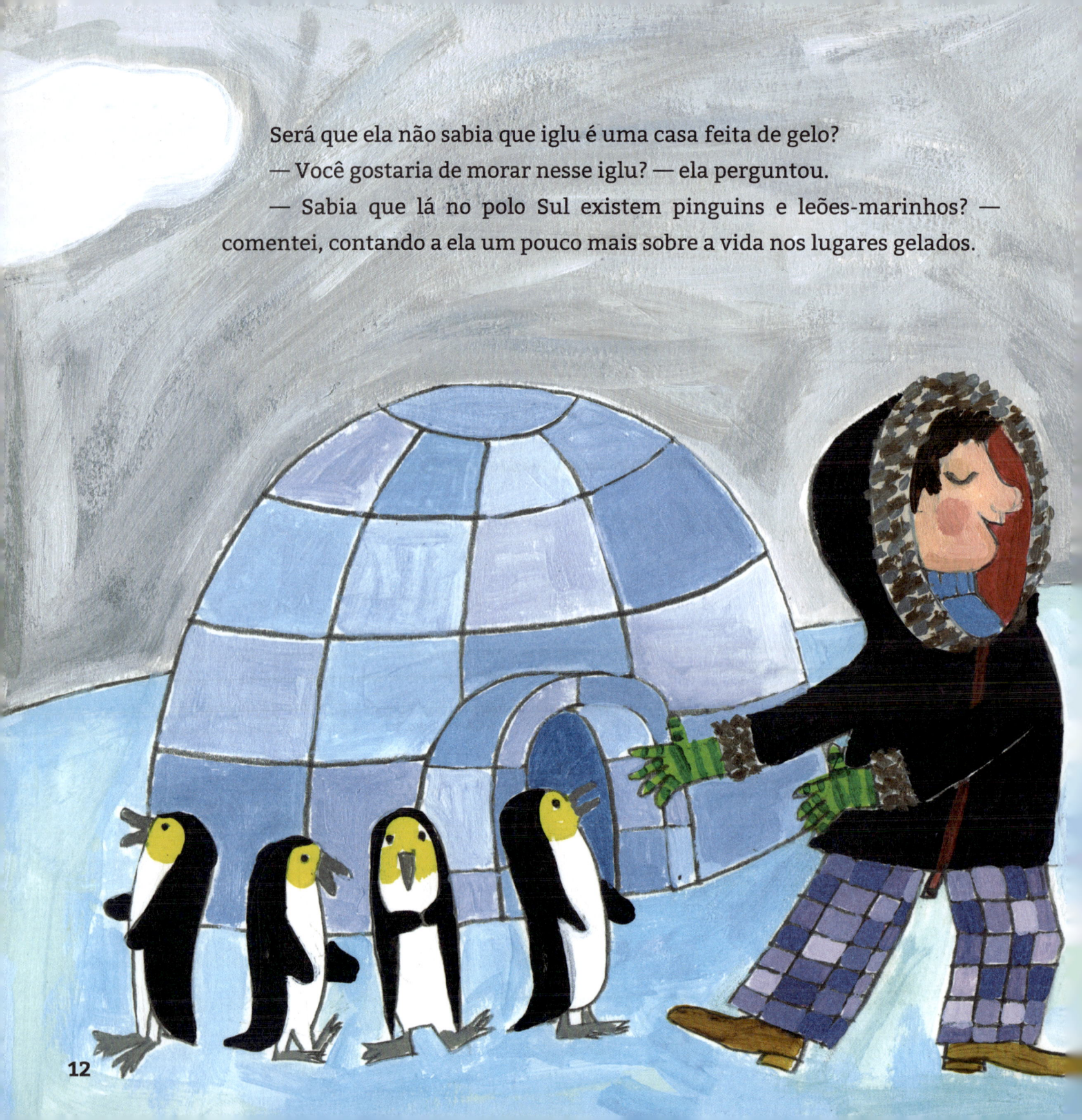

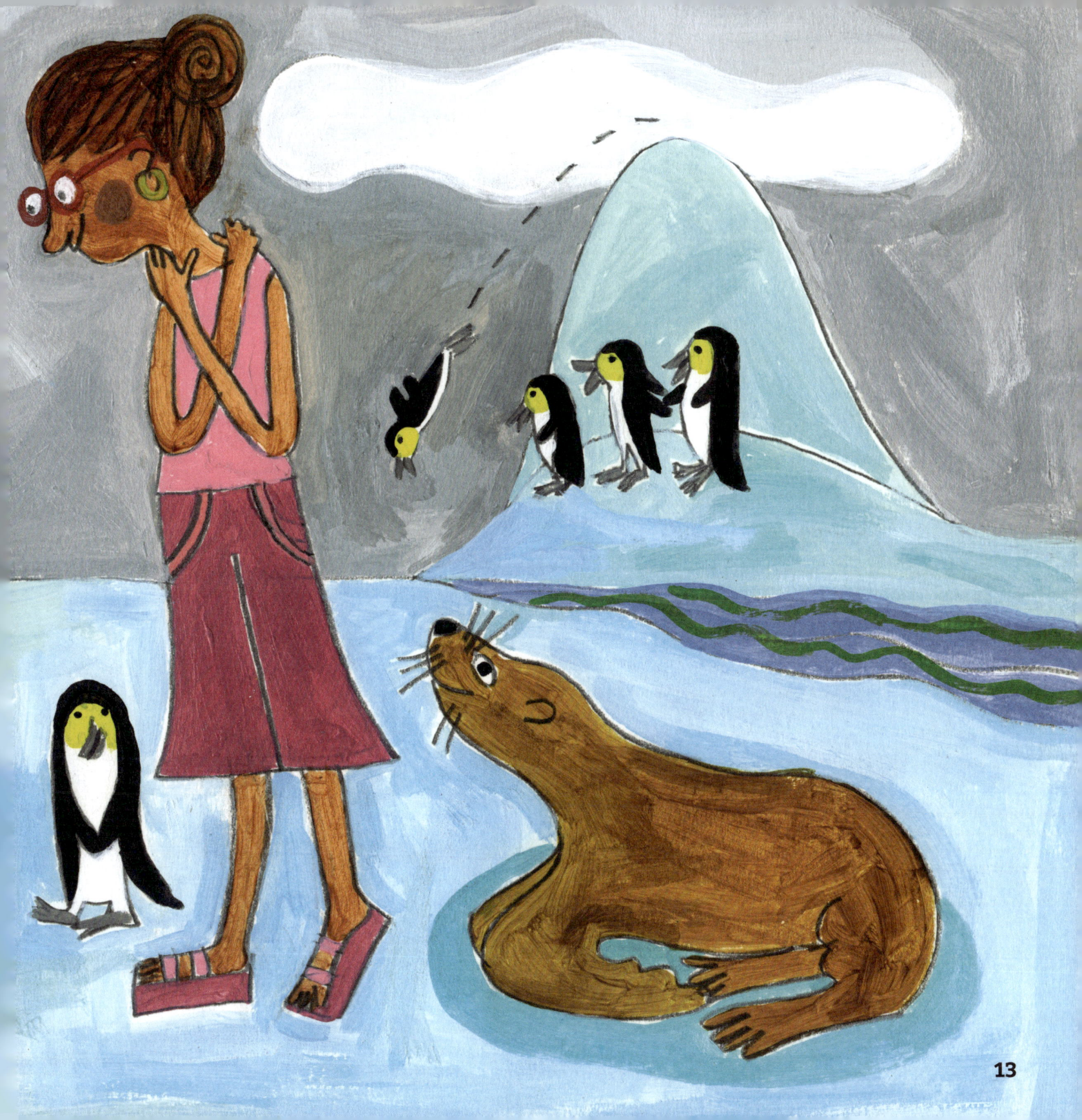

Ela sorriu e ajeitou os óculos vermelhos. Reparei bem naqueles óculos, talvez eles ajudassem a disfarçar as piscadelas.

— O polo Sul é bem longe, não acha, João?

— É, sim. No meu iglu vai ter cama de gelo, cadeira de gelo, televisão de gelo, skate de gelo...

— Um dia eu vou querer visitar esse seu iglu. Cabe muita gente nele?

— Não!

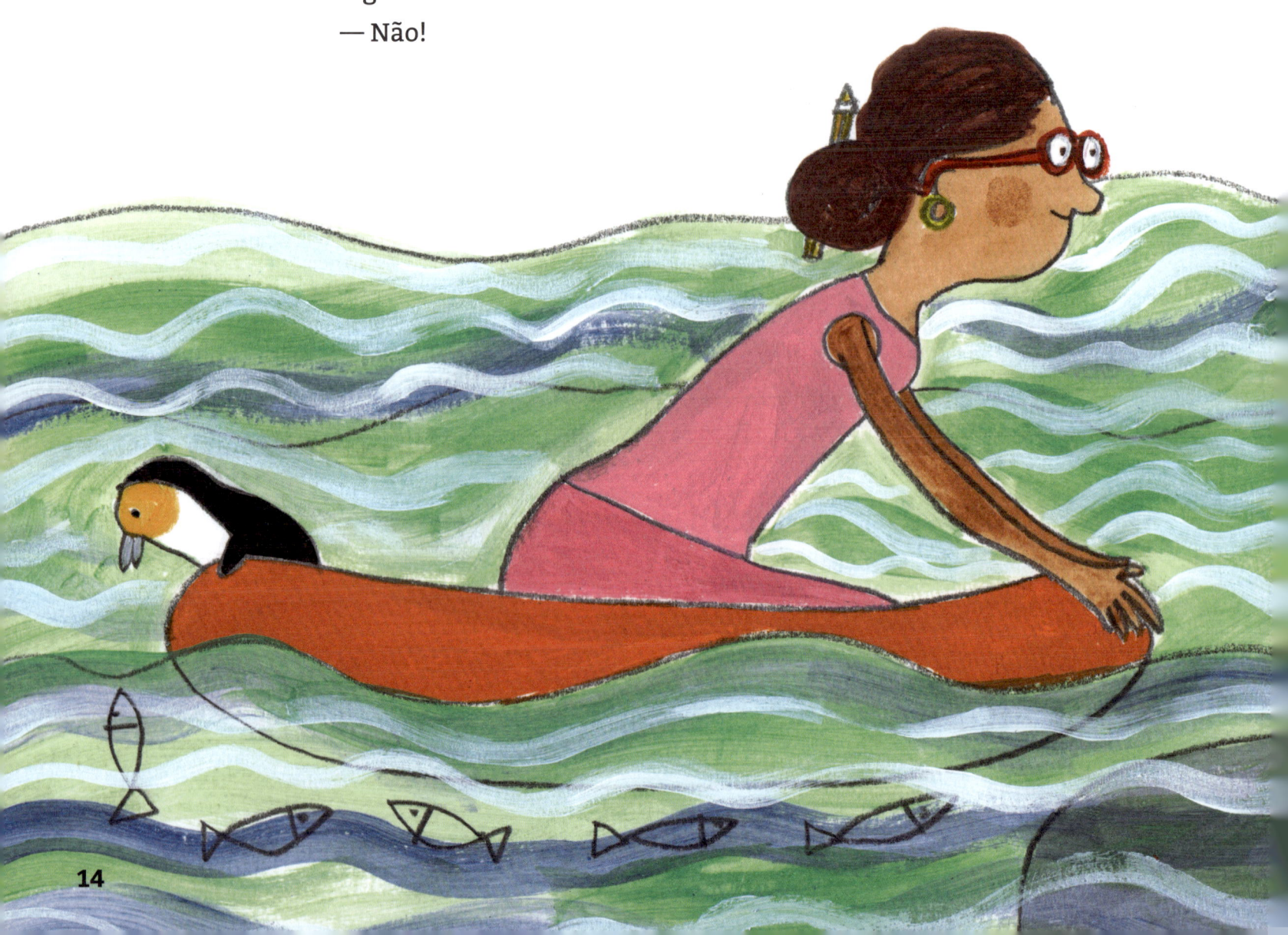

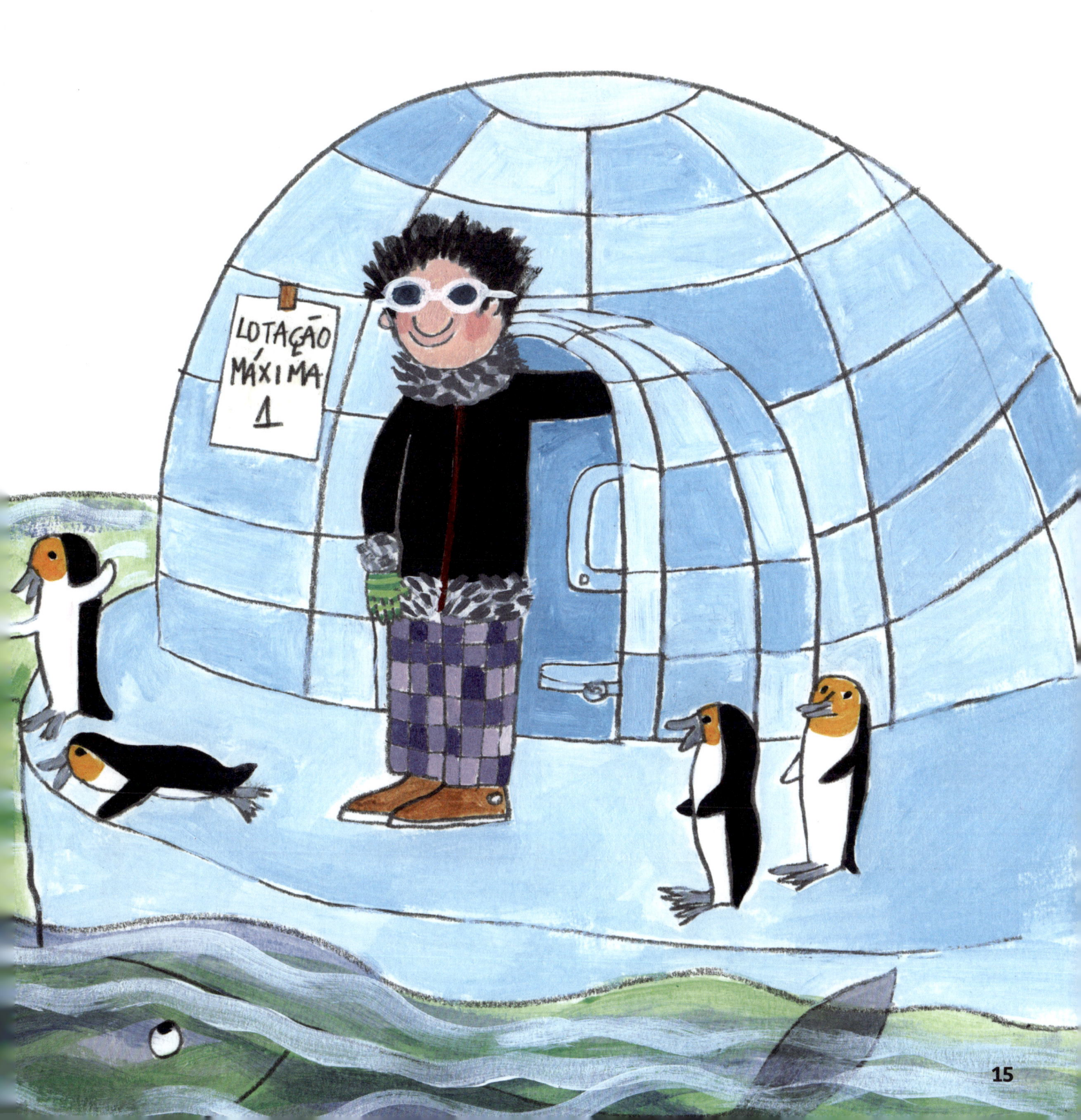

LOTAÇÃO
MÁXIMA
1

15

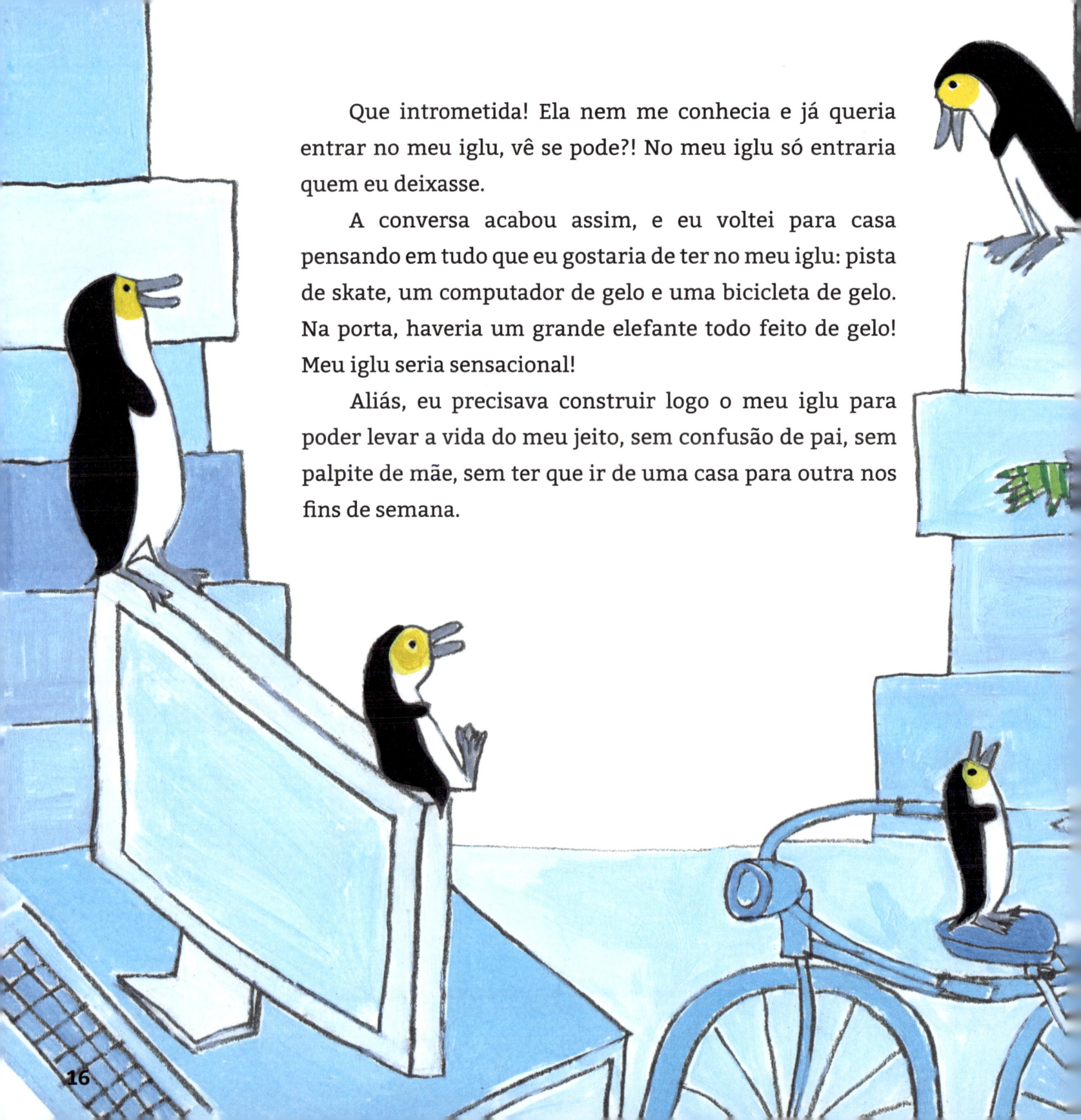

Que intrometida! Ela nem me conhecia e já queria entrar no meu iglu, vê se pode?! No meu iglu só entraria quem eu deixasse.

A conversa acabou assim, e eu voltei para casa pensando em tudo que eu gostaria de ter no meu iglu: pista de skate, um computador de gelo e uma bicicleta de gelo. Na porta, haveria um grande elefante todo feito de gelo! Meu iglu seria sensacional!

Aliás, eu precisava construir logo o meu iglu para poder levar a vida do meu jeito, sem confusão de pai, sem palpite de mãe, sem ter que ir de uma casa para outra nos fins de semana.

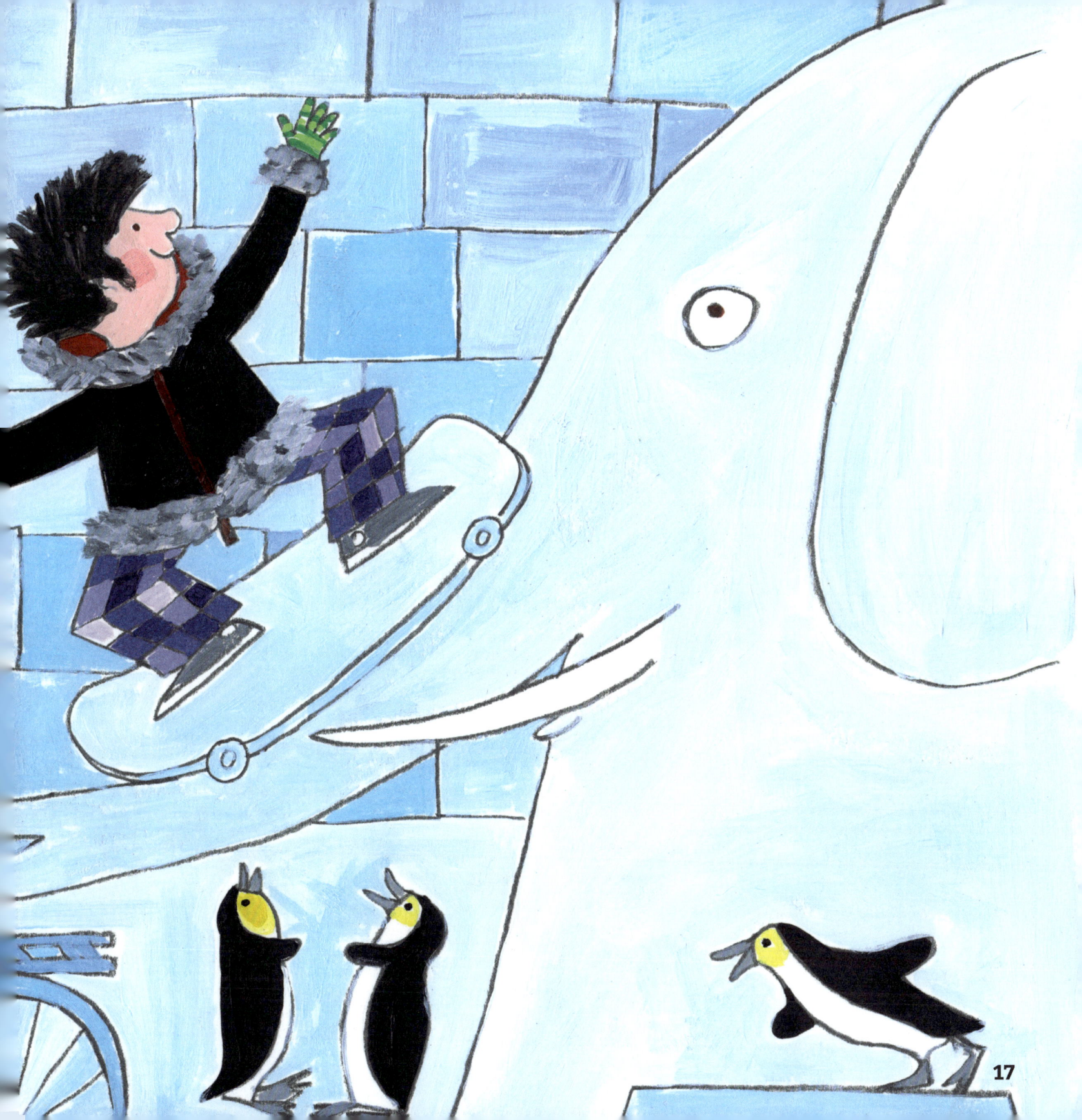

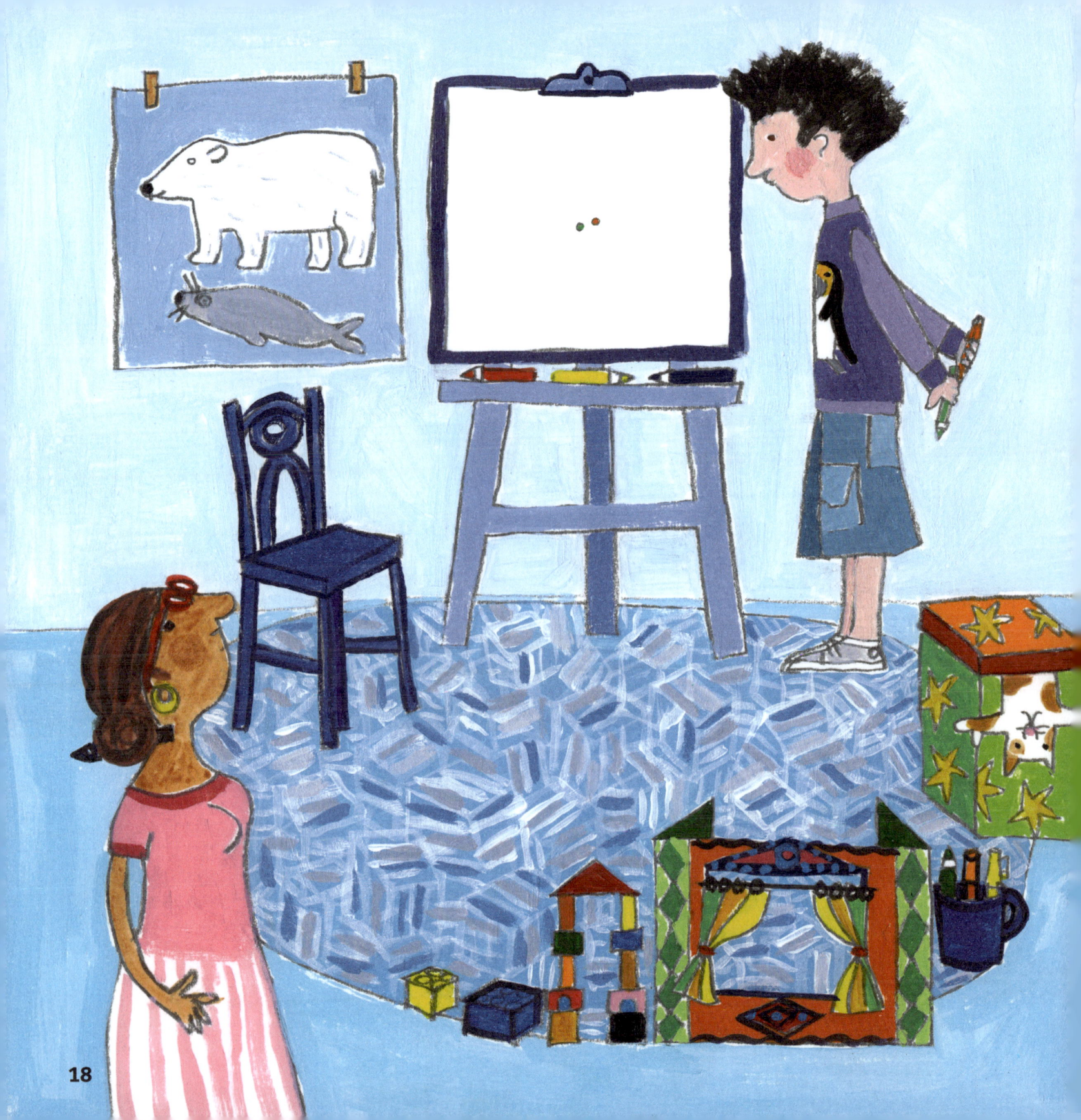

Na semana seguinte, quando voltei a encontrar Adriana, notei que a sala dela também parecia um iglu, só que sem gelo. Cabia muito brinquedo, muito livro, um quadro para desenhar, muitos filmes.

Mais uma vez ela me deu papel e canetas coloridas, mas naquele dia eu não estava com vontade de desenhar nada nem ninguém! Acabei fazendo um ponto verde e outro laranja para me livrar logo daquela chatice.

— O que é isso? — perguntou Adriana.

— São os meus pais — eu inventei na hora.

— Puxa, seus pais são bem pequenos, hein?

— É, parecem micróbios!

— Micróbios?!

— Meus pais são como o vírus da gripe, sabe? Grudam na gente.

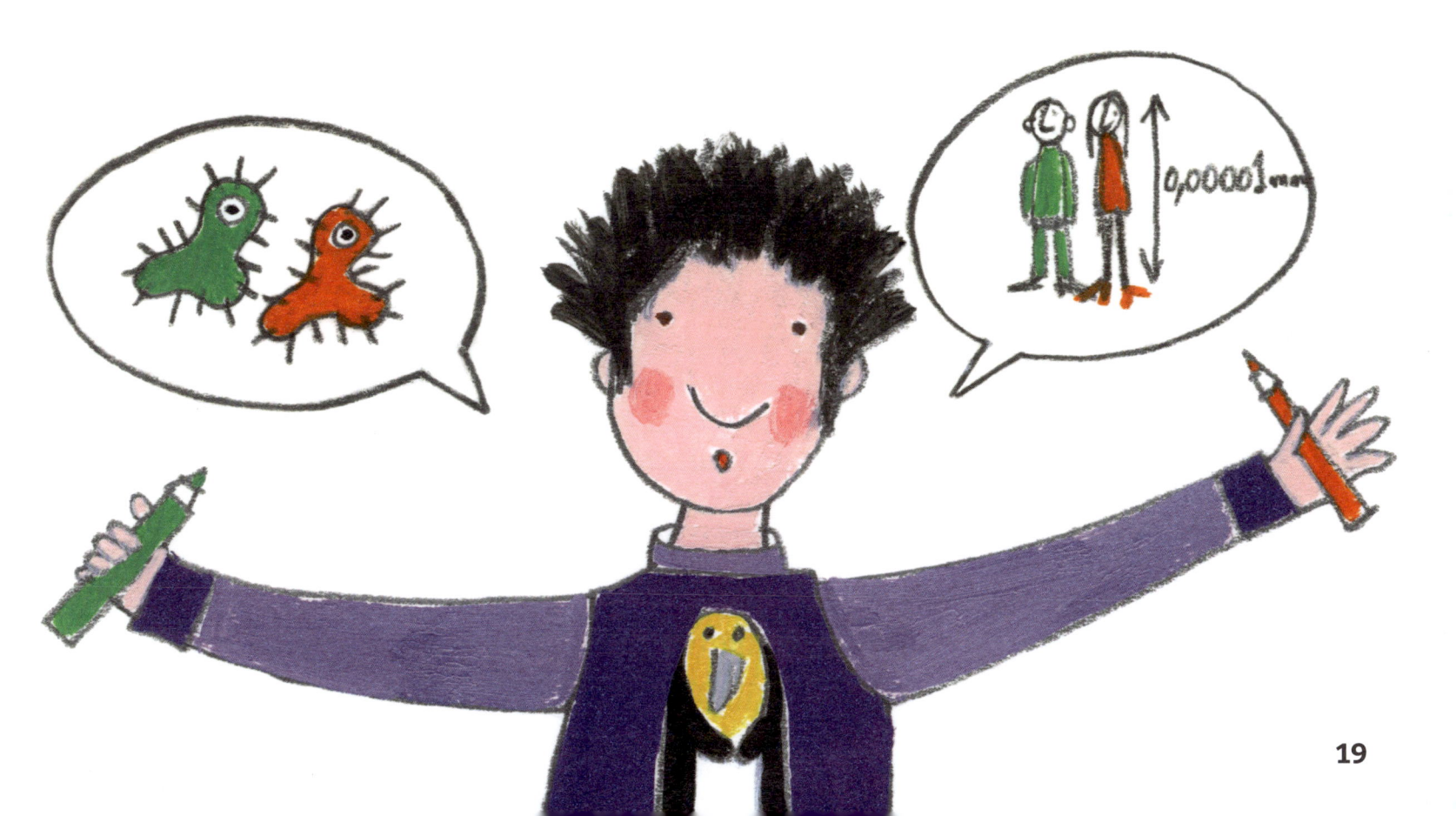

Eu não ia contar para ela, mas a verdade é que o meu pai tinha arrumado uma namorada irritante chamada Rita.

A tal da Rita vive comprando chocolate com amendoim só para me agradar. Acontece que eu detesto amendoim! Eu não sou elefante para comer esse negócio! Será que ela nunca percebeu? Será que nem o meu pai sabe que eu detesto amendoim?

Pior é que minha mãe também arrumou o Rui, um namorado muito ruim. Todo fim de semana ele vem para a nossa casa e fica querendo jogar *videogame* comigo.

Acontece que ele é péssimo em todos os jogos! Quem vai querer jogar com ele? O cara não acerta uma!

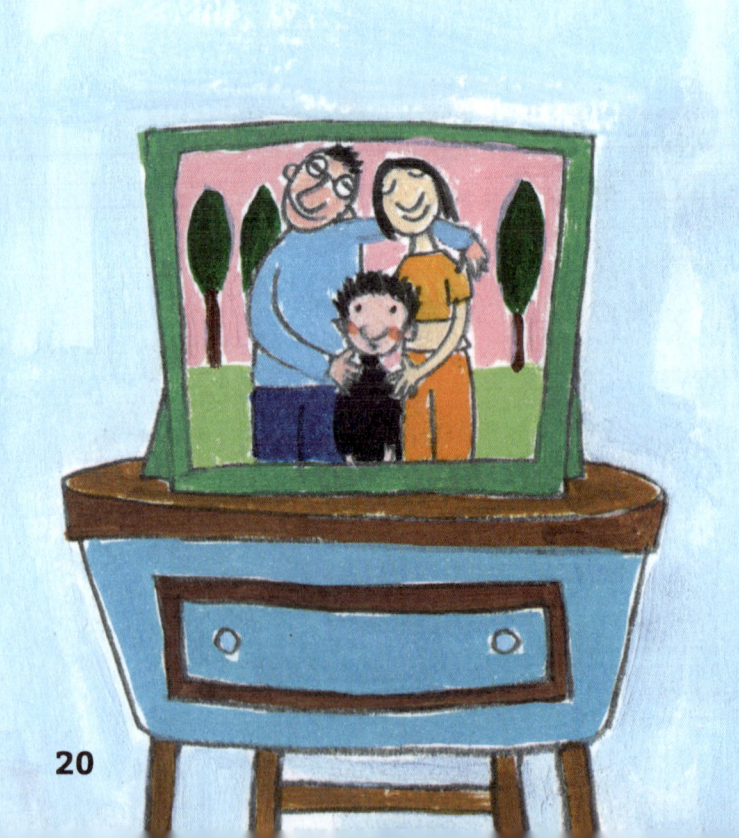
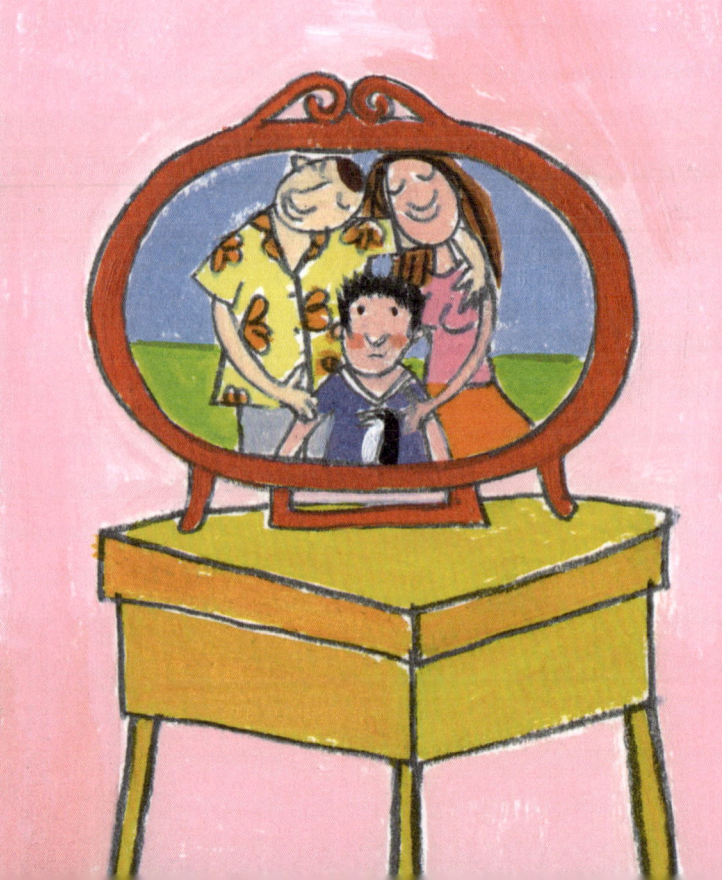

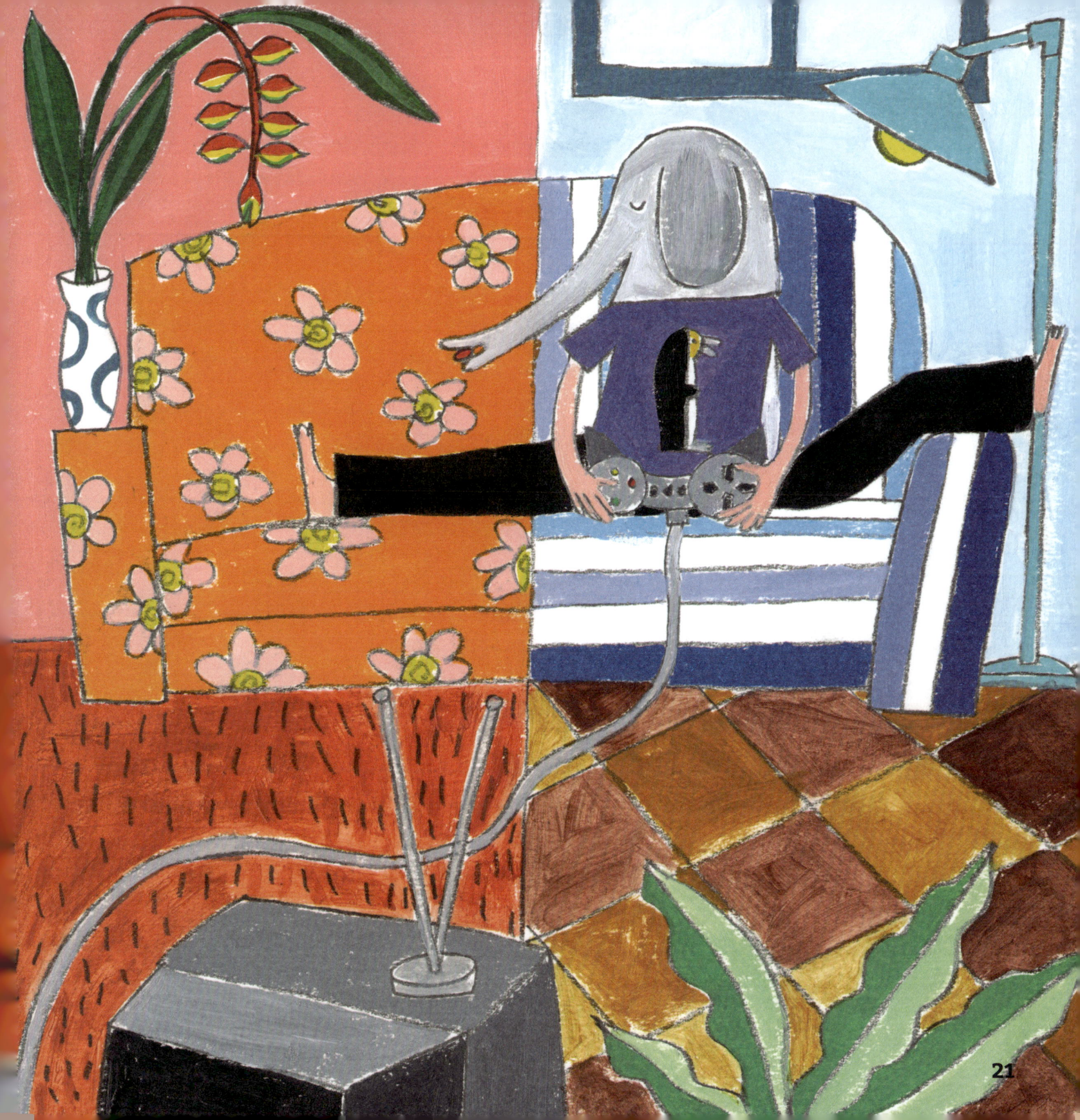

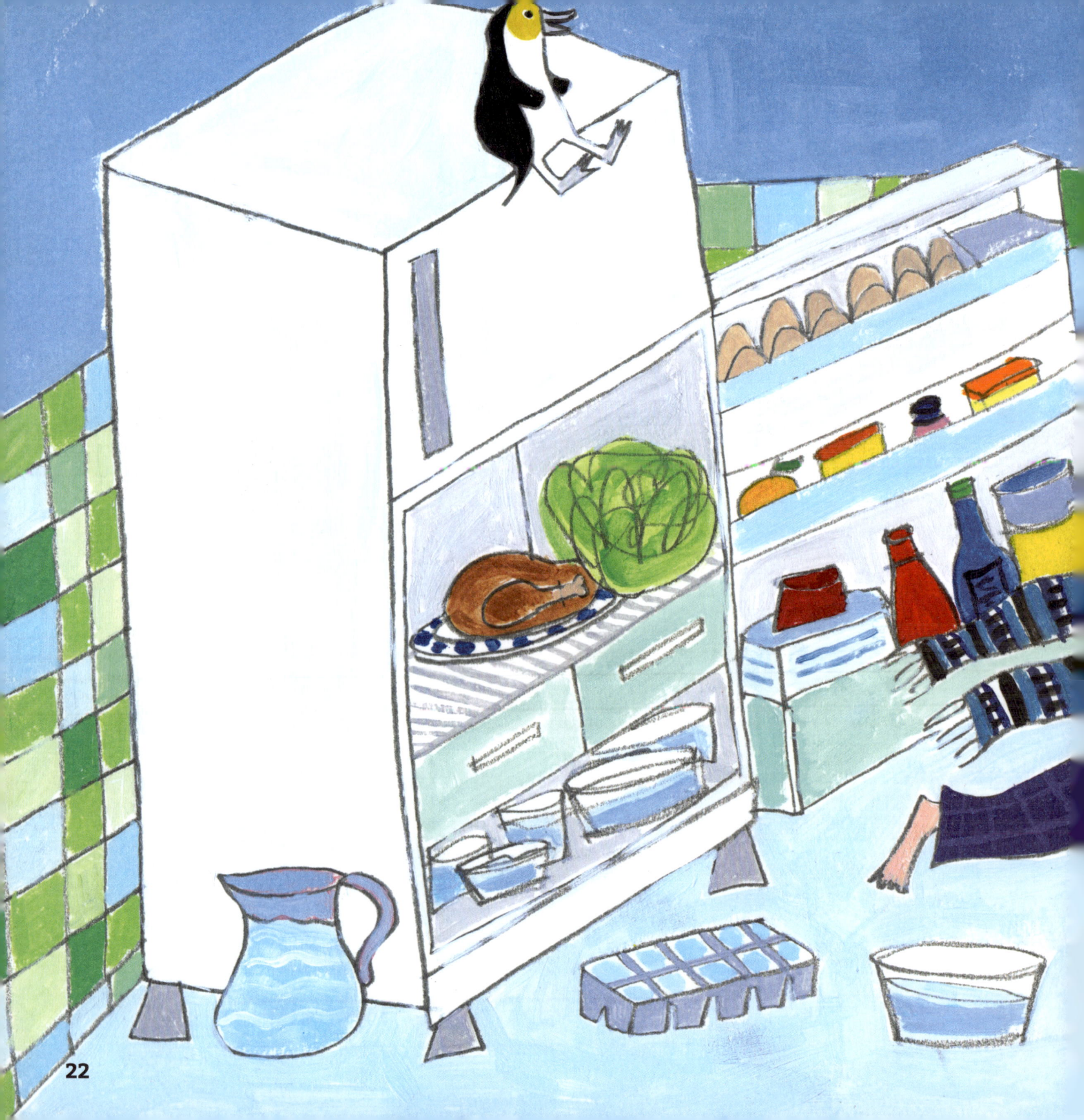

Por tudo isso, eu precisava fazer logo o meu iglu! Então, desisti de esperar e parti para a ação!

Liguei o ar-condicionado do meu quarto no máximo e, quando o quarto ficou bem gelado, comecei a empilhar as pedrinhas de gelo que encontrei no congelador. Como elas eram poucas, enchi o congelador com potes e panelas cheios de água.

Quando tudo estivesse congelado, eu faria um enorme círculo de paredes geladas e colocaria tudo que eu quisesse lá dentro.

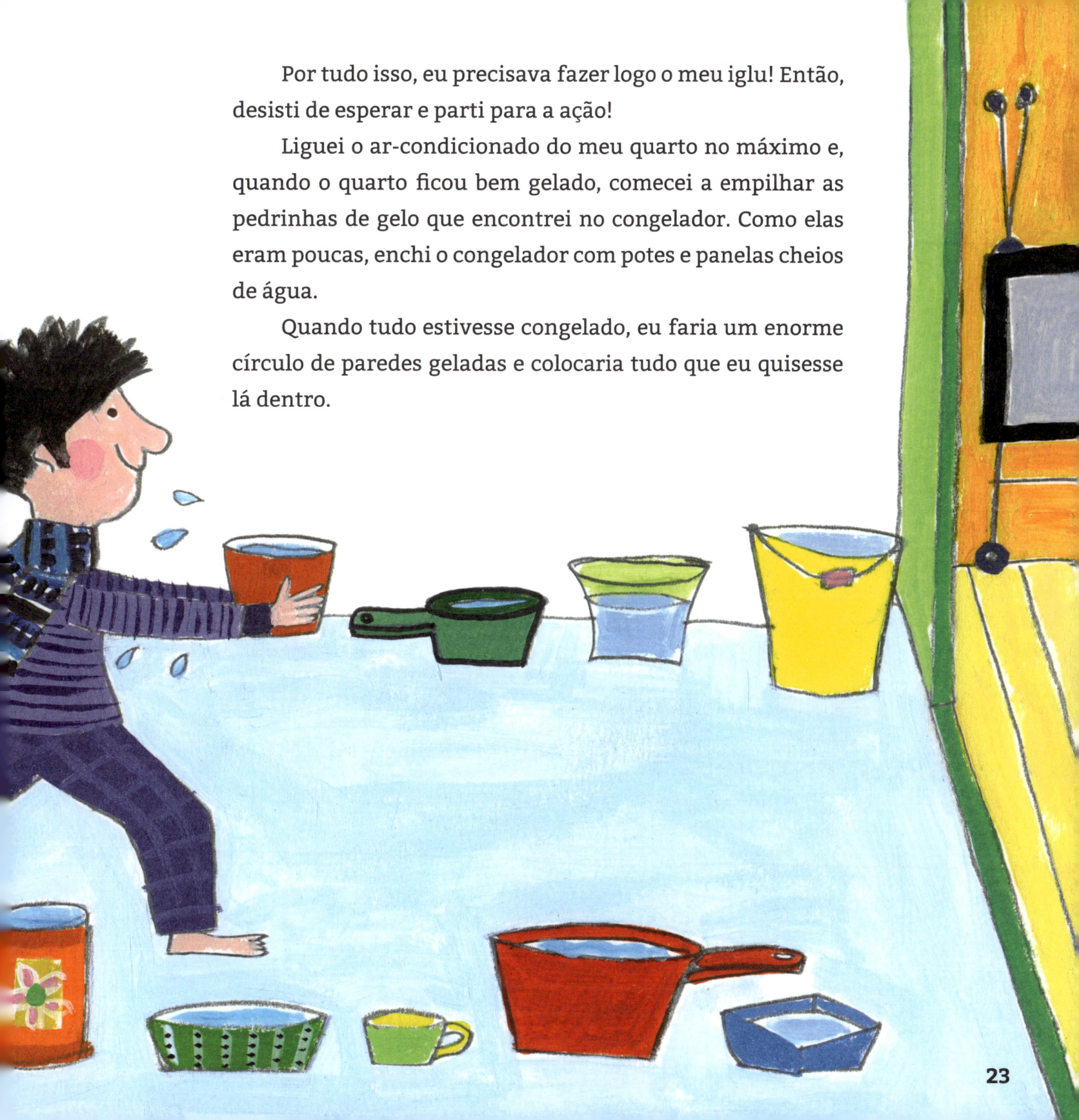

De repente, minha mãe apareceu e soltou um grito estranho. Parecia uma ursa-polar! Ela estava sobre as duas patas com a boca aberta, assustadora. Foi então que a pata dianteira da enorme ursa-polar agarrou a minha camiseta e me arrastou até o quarto.

Entendi: as primeiras pedras do meu iglu tinham derretido, e o chão, perto da minha cama, havia virado uma lagoa.

Fiquei nervoso, comecei a piscar — acho que foi isso o que aconteceu — e depois tive que limpar o chão todo.

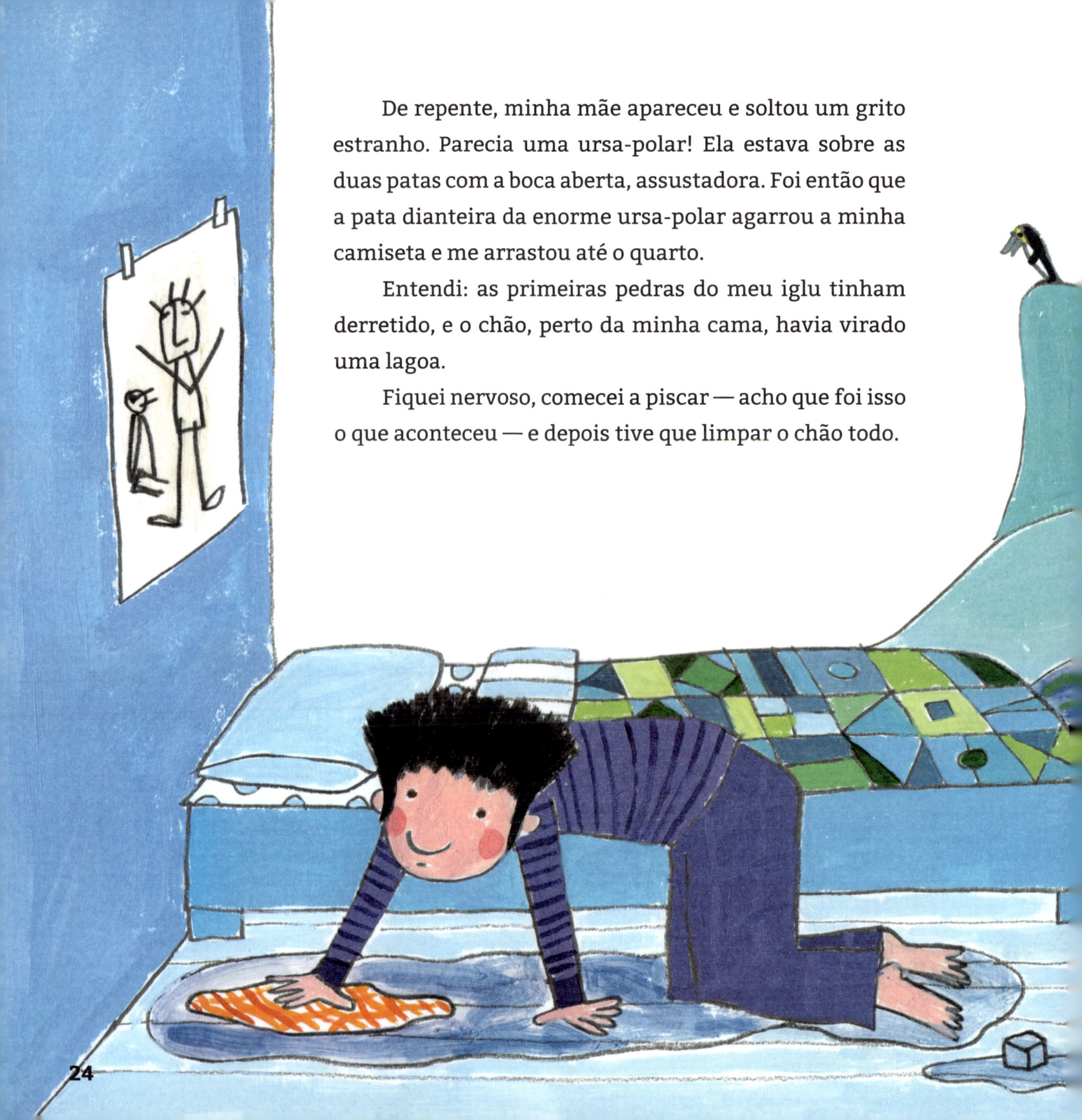

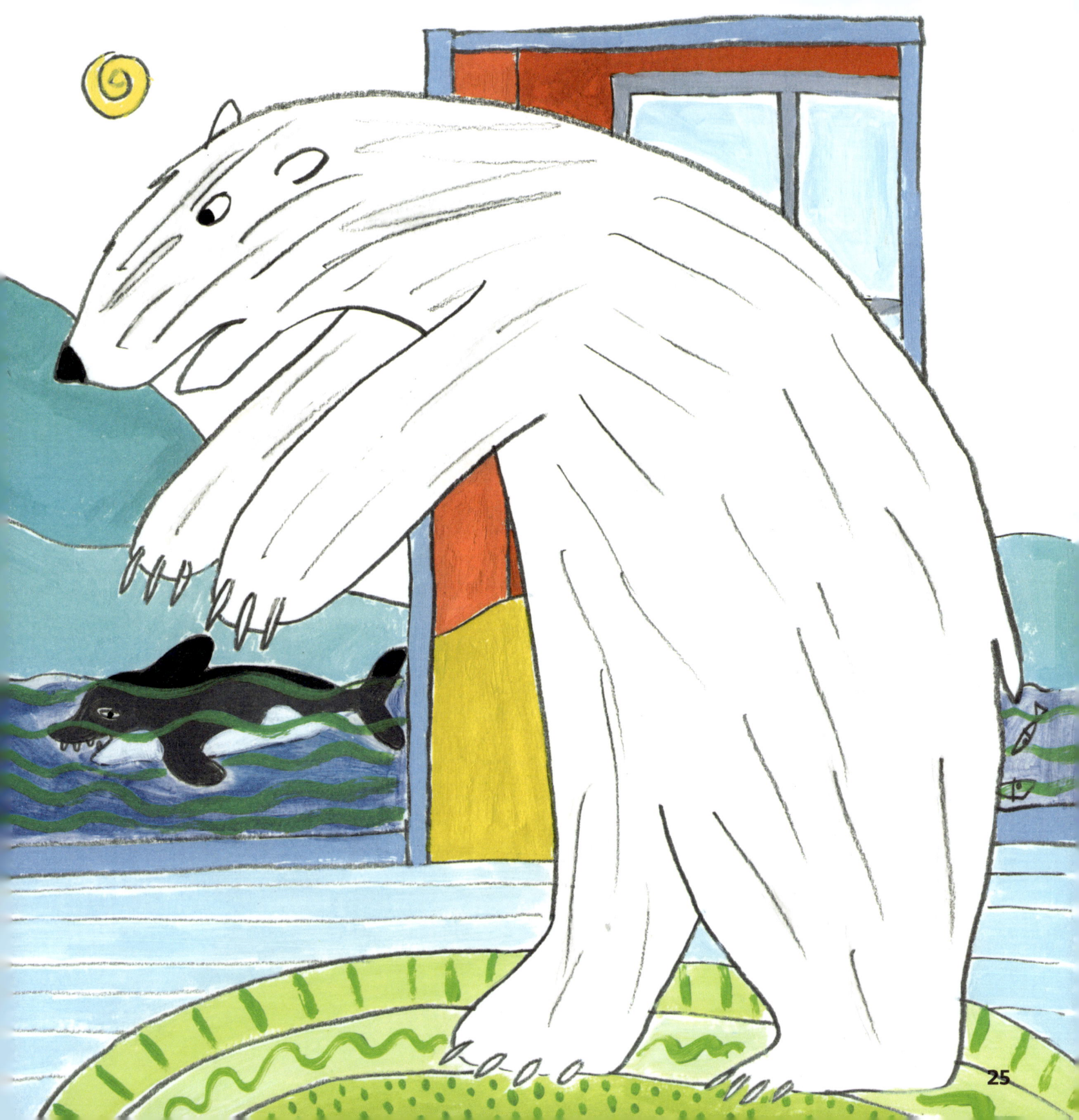

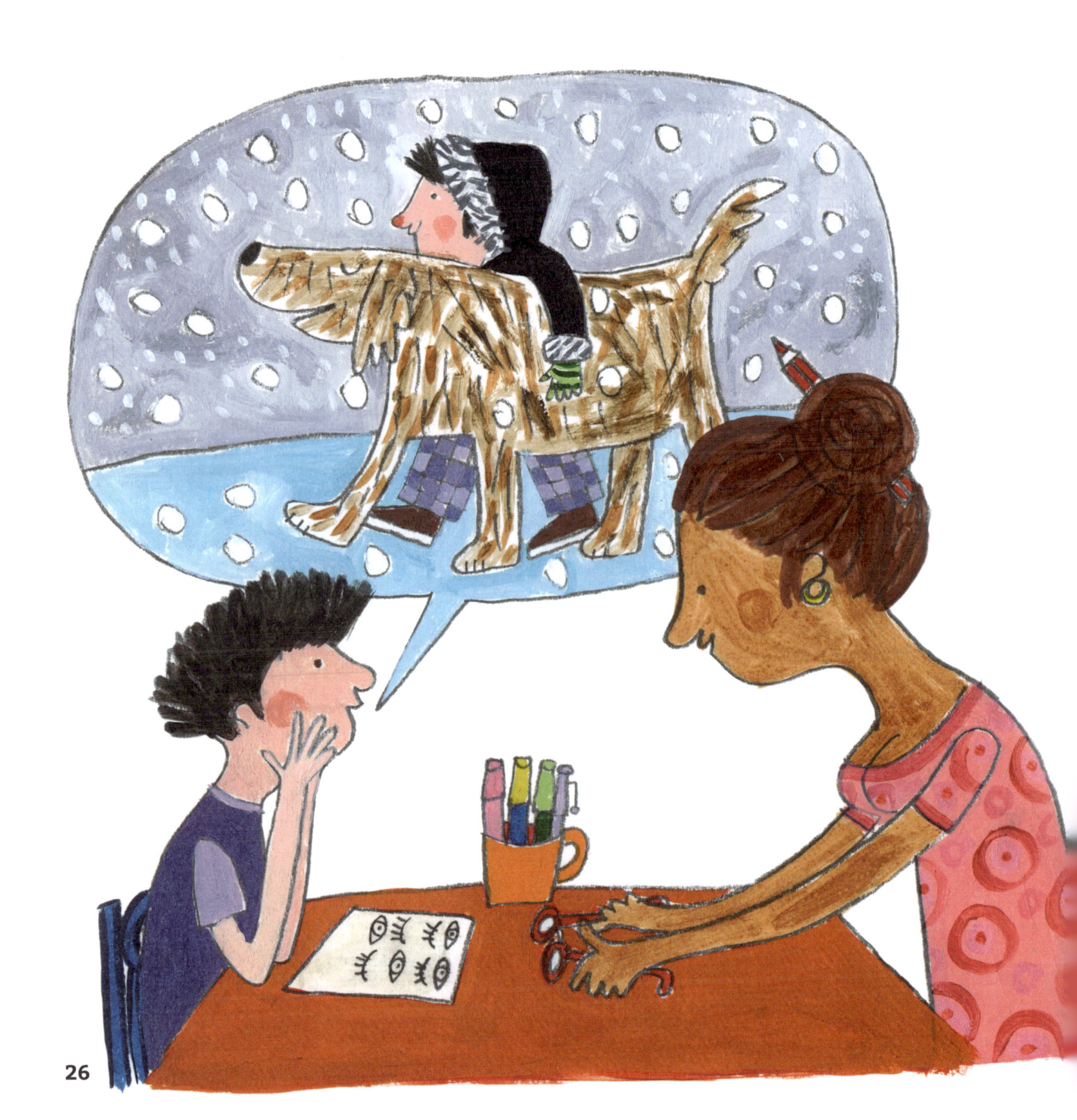

No dia seguinte, fui ver Adriana novamente e comentei com ela:

— Sabia que minha mãe às vezes vira uma ursa-polar? E que meu pai some debaixo d'água feito leão-marinho? Acho que eles são de polos opostos!

Adriana sorriu para mim e tirou os óculos vermelhos do rosto. Sem eles, notei que ela realmente piscava um pouco. Vai ver, aquela *piscóloga* entendia mesmo alguma coisa sobre a vida no polo Sul...

— Que bicho você gostaria de ter no seu iglu? — ela me perguntou.

— Um cachorro bem peludo para enfrentar as tempestades de gelo comigo...

Adriana riu, piscou um pouquinho e pôs os óculos de volta. Aí foi minha vez de fazer uma pergunta para ela:

— Adriana, por que as pessoas chamam você de *piscóloga*? Por causa das piscadas? Hoje eu vi que você pisca mesmo um pouco...

— Eu não sou *piscóloga*, João. Eu sou *psicóloga*. É meio parecido, né?

Na hora, não entendi bem a diferença. Aliás, eu nunca soube muito sobre a Adriana, mas até que eu comecei a gostar das nossas conversas.

Um dia, porém, esses encontros deixaram de acontecer. Acho que foi logo depois do meu aniversário.

Fiz nove anos, e meus pais me deram o melhor presente da minha vida: o Iglu!

Vou contar para vocês: ele é todo peludo, amigo, brincalhão e adora deitar ao meu lado. Pronto!

Agora minha mãe tem o Rui, meu pai tem a Rita e eu tenho o Iglu.

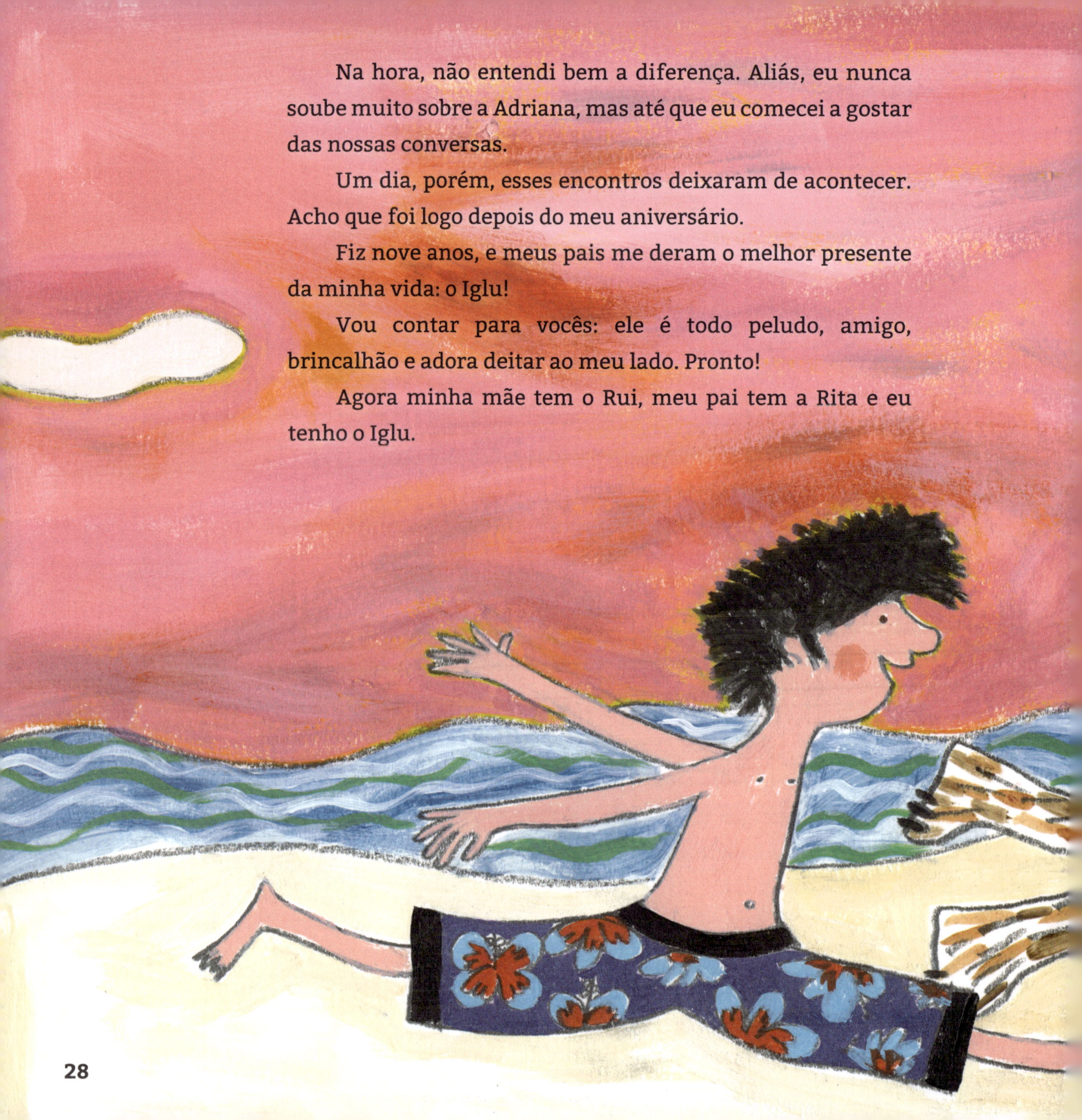

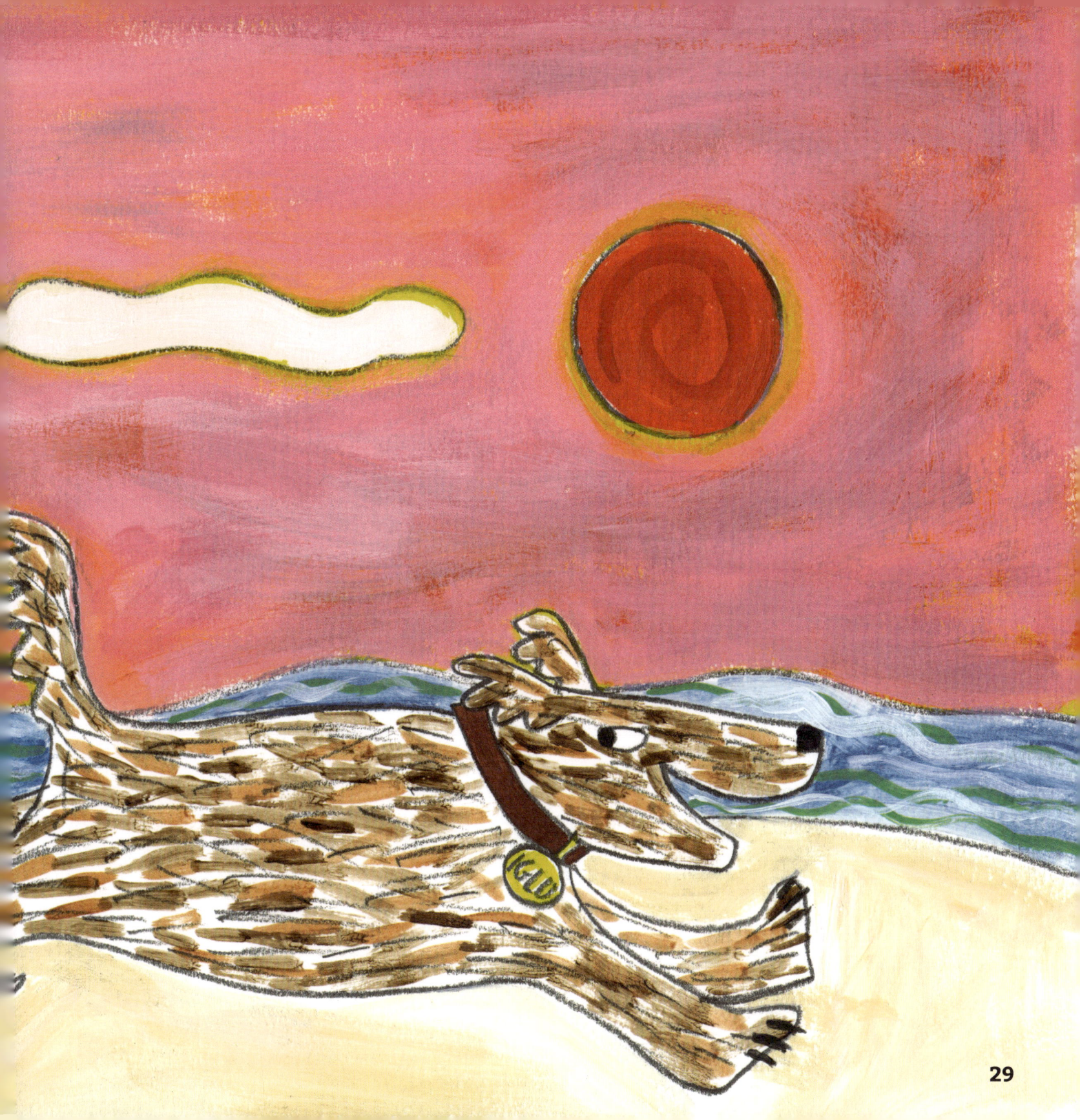

Flávia Lins e Silva

Nasci no Rio de Janeiro, no Brasil, e hoje moro com minha família e nosso cachorro Bilbo em Portugal. Sou muito friorenta para morar numa casa feita de gelo e amo viver cercada de parentes e amigos, rodeada de calor humano. Meu grande sonho é ter um jardim para plantar árvores e mais árvores junto com minha filha, Paloma. Quem quiser saber mais sobre os meus livros pode navegar pelo site: flavialinsesilva.com.br.

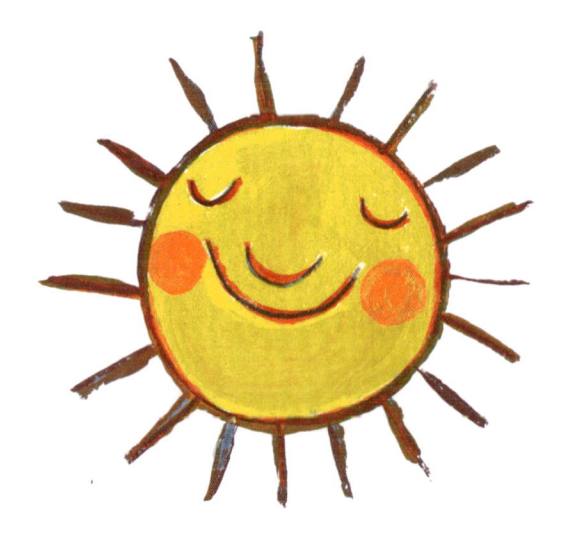

Mariana Massarani

Nasci e moro no Rio de Janeiro. Ilustrei uns duzentos livros infantis. De alguns deles, também escrevi a estória. Ganhei quatro vezes o Prêmio Jabuti, recebi muitas vezes o Selo Altamente Recomendável e o Melhor para Criança da Fundação Nacional do Livro Infantil e Juvenil. Para ilustrar este *O iglu* usei lápis bem macios: 6B, 7B e até 8B, e tinta acrílica para colorir. Se tem uma coisa que amo desenhar são pinguins. Geladeiras também. Faço terapia com a Helô e já tive dois cachorros, Jaca Keruaca e Batman.

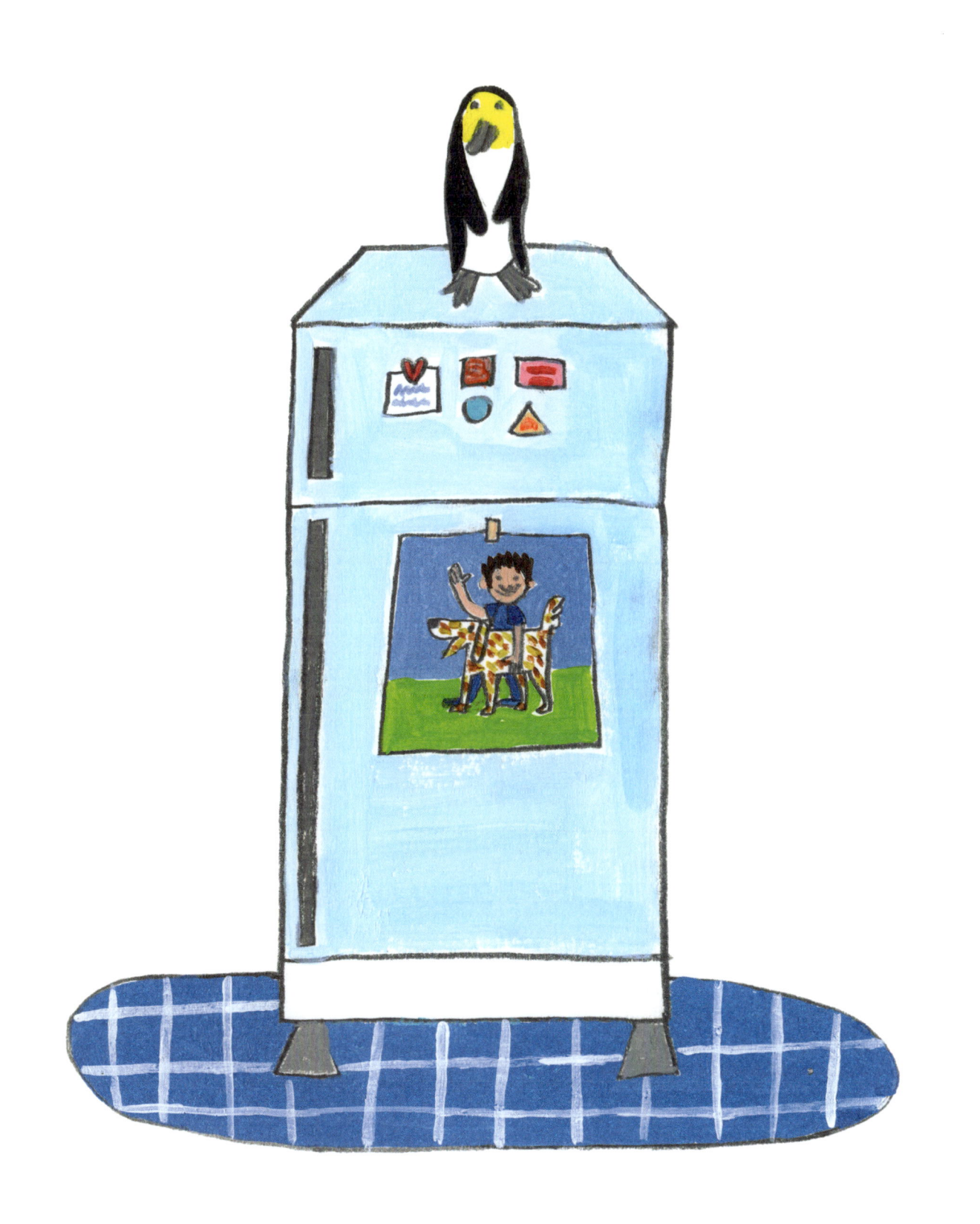

Este livro foi composto na fonte Bitter e impresso em
papel offset 120 g/m² na gráfica BMF.
São Paulo, Brasil, abril de 2023.